27/16846.
A

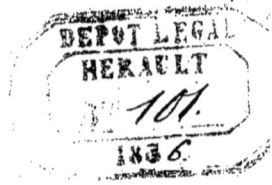

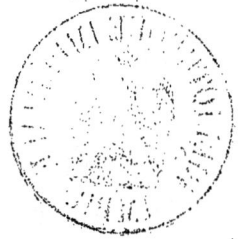

FACULTÉ DE MÉDECINE DE MONTPELLIER.

NOMINATION A LA CHAIRE D'OPÉRATIONS ET APPAREILS,
VACANTE DANS CETTE FACULTÉ.

TITRES SCIENTIFIQUES

DE M. J. QUISSAC,

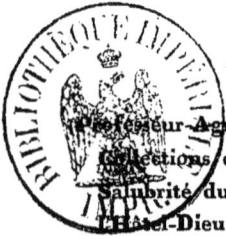

Professeur-Agrégé à la Faculté de Médecine, Conservateur des
Collections de la Faculté, Membre du Conseil d'Hygiène et de
Salubrité du département de l'Hérault, ancien Chef interne de
l'Hôtel-Dieu Saint-Éloi, ancien Chef de Clinique médicale, ancien
premier Élève de l'École-Pratique d'Anatomie et de Chirurgie.

CANDIDAT A CETTE CHAIRE.

MONTPELLIER,
TYPOGRAPHIE DE PIERRE GROLLIER, RUE DES TONDEURS, 9.

1856.

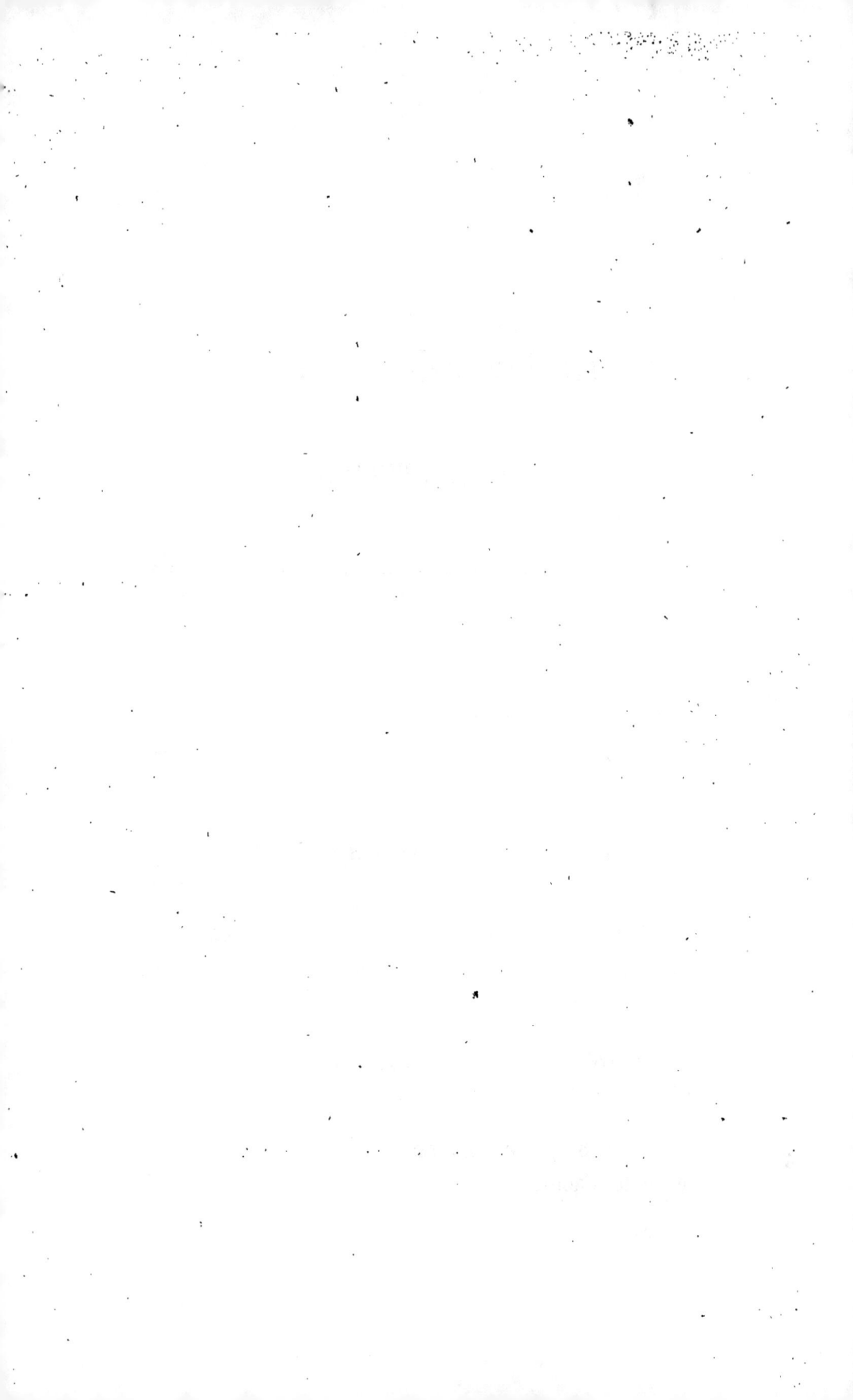

TITRES SCIENTIFIQUES

DE M. J. QUISSAC,

Agrégé à la Faculté de Médecine de Montpellier, Conservateur des Collections
de cette Faculté.

§ Ier. CONCOURS. — PLACES OBTENUES.

1º M. Quissac a été nommé en 1829, au concours, premier Élève de l'École-Pratique d'Anatomie et d'Opérations chirurgicales.

2º En 1830, il concourt pour la place d'Aide-Anatomiste; il obtient une mention honorable.

3º En 1831, il est nommé Chef de Clinique médicale de la Faculté.

4° Dans la même année, il est nommé, au concours, Interne à l'Hôtel-Dieu Saint-Éloi.

5° En 1834, il concourt pour la place de Chef des Travaux anatomiques.

6° En 1844, il est nommé, au concours, Agrégé de la Faculté.

7° En 1845, il concourt une deuxième fois pour la place de Chef des Travaux anatomiques.

8° En 1845-46, M. Quissac concourt pour la chaire de Pathologie externe.

9° En 1846-47, il concourt pour la chaire de Clinique interne, vacante par la mort du professeur Broussonnet.

10° En 1848, il concourt de nouveau pour la même chaire, remise au concours.

11° En 1850, il concourt pour la chaire de Pathologie et Thérapeutique générales, vacante par la mort du professeur R. d'Amador.

12° En 1852, il concourt pour la chaire de Clinique interne, vacante par la mort du professeur Caizergues.

§ II. PUBLICATIONS PRINCIPALES.

1º En 1850, M. Quissac a fait paraître un ouvrage en 2 volumes grand in-8º, ayant pour titre : *De la Doctrine des Éléments et de son application à la médecine-pratique.*

Ramener à quelques modes morbides généraux tout ce qu'il y a de plus important en médecine-pratique, savoir : les fièvres de quelque nature qu'elles soient ; la fluxion et ses diverses espèces ; les maladies nerveuses et leurs nombreuses variétés ; tel est le but qu'il s'est proposé dans cet ouvrage, qui lui semble devoir singulièrement faciliter l'étude de la Pathologie.

2º En 1836, il avait fait paraître une brochure intitulée : *De la contracture des poumons et de la phthisie par contracture.* Br. in-8º.

Ce travail, bien que déjà imprimé, fut reproduit en entier par la *Gazette médicale de Paris.*

3º En 1844, il publie un mémoire intitulé : *Considérations sur l'érésipèle gangréneux , l'érésipèle phlegmoneux et le phlégmon érésipélateux ; des caractères qui les distinguent , du traitement qui leur convient.* Br. in-8º.

L'auteur se flatte d'avoir jeté, dans ce travail, quelque jour sur des maladies souvent confondues entre elles par les auteurs.

4º *De l'abus des Bains de mer, de leur danger, des cas où ils conviennent. 1 vol. in-8º.*

Après avoir signalé l'action physiologique des bains de mer, l'auteur s'attache à montrer quel est leur mode d'action thérapeutique. Il énumère les maladies dans lesquelles ils peuvent convenir, et n'a garde d'oublier celles bien plus nombreuses où leur emploi est accompagné de dangers souvent si graves.

§ III. AUTRES PUBLICATIONS.

1º *Observation d'un cas de plaie pénétrante de poitrine, suivie de considérations sur ce genre de plaie. 1834. (Journal des Sciences médicales.)*

2º Mémoire *sur la grangrène du poumon.* Br. in-8º. 1840.

3º *Recherches pour servir à l'histoire des ramollissements du cerveau et de l'encéphalite.* Br. in-8º. 1841.

4º *Le bégaiement traité par la myotomié.* Br. in-8º. 1841.

5º *D'un cas d'angine de poitrine. — Suivi de réflexions sur cette maladie.* Br. in-8º. 1841.

6º *Nouvelle méthode pour le traitement de la tumeur et de la fistule lacrymale.* Br. in-8º. 1842.

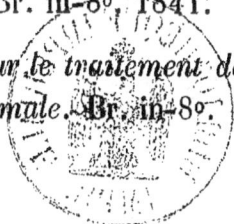

7° *Observation sur une plaie des voies aériennes, traitée par l'hyoido-laryngographie.* 1842. (*Gazette médicale de Montpellier.*)

8° *Discussion sur la ténotomie sous-cutanée de la main, à l'Académie royale de médecine. — Réflexions sur ce sujet.* Broch. in-8°. 1842.

9° En outre, plusieurs mémoires lus aux Sociétés anatomique, de médecine-pratique, de médecine et de chirurgie-pratique, dont l'auteur ne fait pas mention, attendu qu'ils n'ont pas été livrés à l'impression.

§ IV. ANALYSES.

1° *Cours d'anatomie médicale, ou exposition de l'anatomie appliquée à la physiologie, à la pathologie et à la chirurgie,* par le professeur Estor, Ier vol.

2° *Observations et réflexions sur les anévrismes de la portion ascendante et de la crosse de l'aorte,* par le professeur Dubrueil, 1 vol. in-8°.

3° *De la Bile, de ses variétés physiologiques et de ses altérations morbides,* par le professeur Bouisson, 1 vol. in-8°.

4° *Traité de l'art de restaurer les difformités de la face,* par le professeur Serre, 1 vol. in-8°.

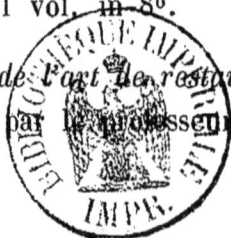

5o *Clinique chirurgicale de l'hôpital de la Pitié,* par Lisfranc, 3 vol. in-8o.

6n *Hygiène des femmes nerveuses,* par Éd. Aubert, 1 vol. in-12.

Ces diverses analyses ont paru, soit dans les journaux de médecine de Montpellier, soit dans ceux de Paris.

§ V. ENSEIGNEMENT.

1o M. Quissac a fait, pendant son internat à l'hôpital Saint-Éloi, en 1833, 1834, 1835 et 1836, des cours, soit publics soit particuliers, d'Anatomie.

2o Pendant les mêmes années, il a fait des cours particuliers d'Opérations et Appareils.

3° Il a fait, en 1846, à la Faculté de Médecine, une partie du cours d'Opérations et Appareils, en remplacement du professeur Estor empêché.

4o Il a remplacé à l'hôpital Saint-Éloi les professeurs de Clinique chirurgicale en 1848, 1851, 1854 et 1855.

5o Il a fait, en 1854, comme Conservateur des Collections de la Faculté, un cours de démonstration des médicaments, dans lequel il a fait connaître leur origine, leur composition, leurs propriétés et leurs indications thérapeutiques.

6⁰ En 1855, il a fait encore le même cours.

7⁰ Dans les mois de septembre et octobre de 1855, il a fait le service en chef d'une des sections de Chirurgie de l'hôpital militaire de la Citadelle.

8⁰ En 1856, il a fait une partie du cours d'Opérations et Appareils, en remplacement du professeur Estor.

§ VI. DIVERS.

1⁰ En 1835, il avait reçu une médaille pour services rendus pendant l'épidémie du choléra.

2⁰ En 1849, il est nommé membre du Conseil d'Hygiène publique et de Salubrité du département de l'Hérault.

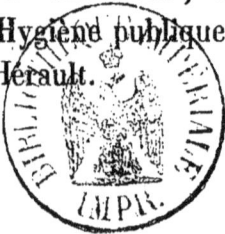

FIN.

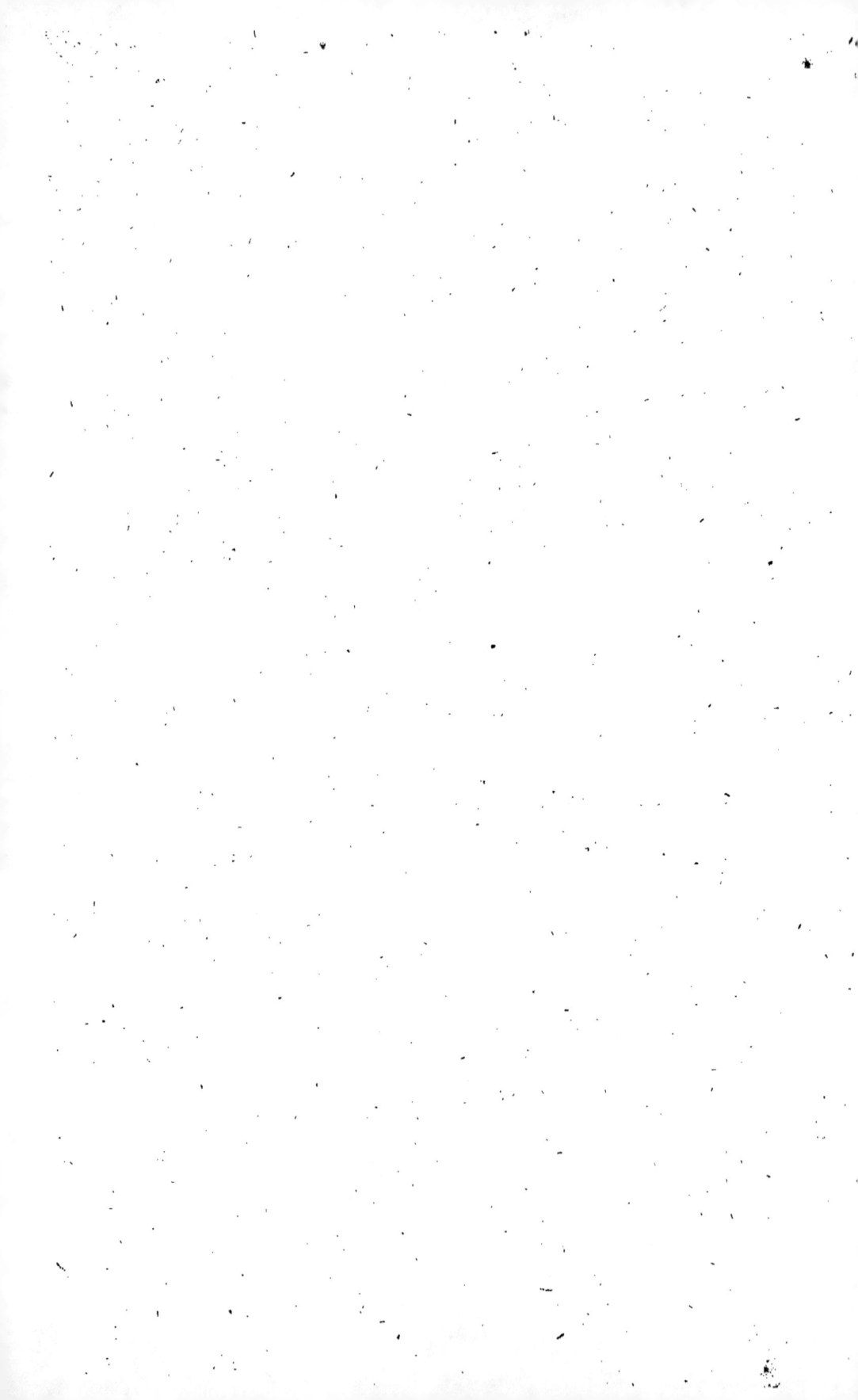

www.ingramcontent.com/pod-product-compliance
Lightning Source LLC
Chambersburg PA
CBHW050404210326
41520CB00020B/6453